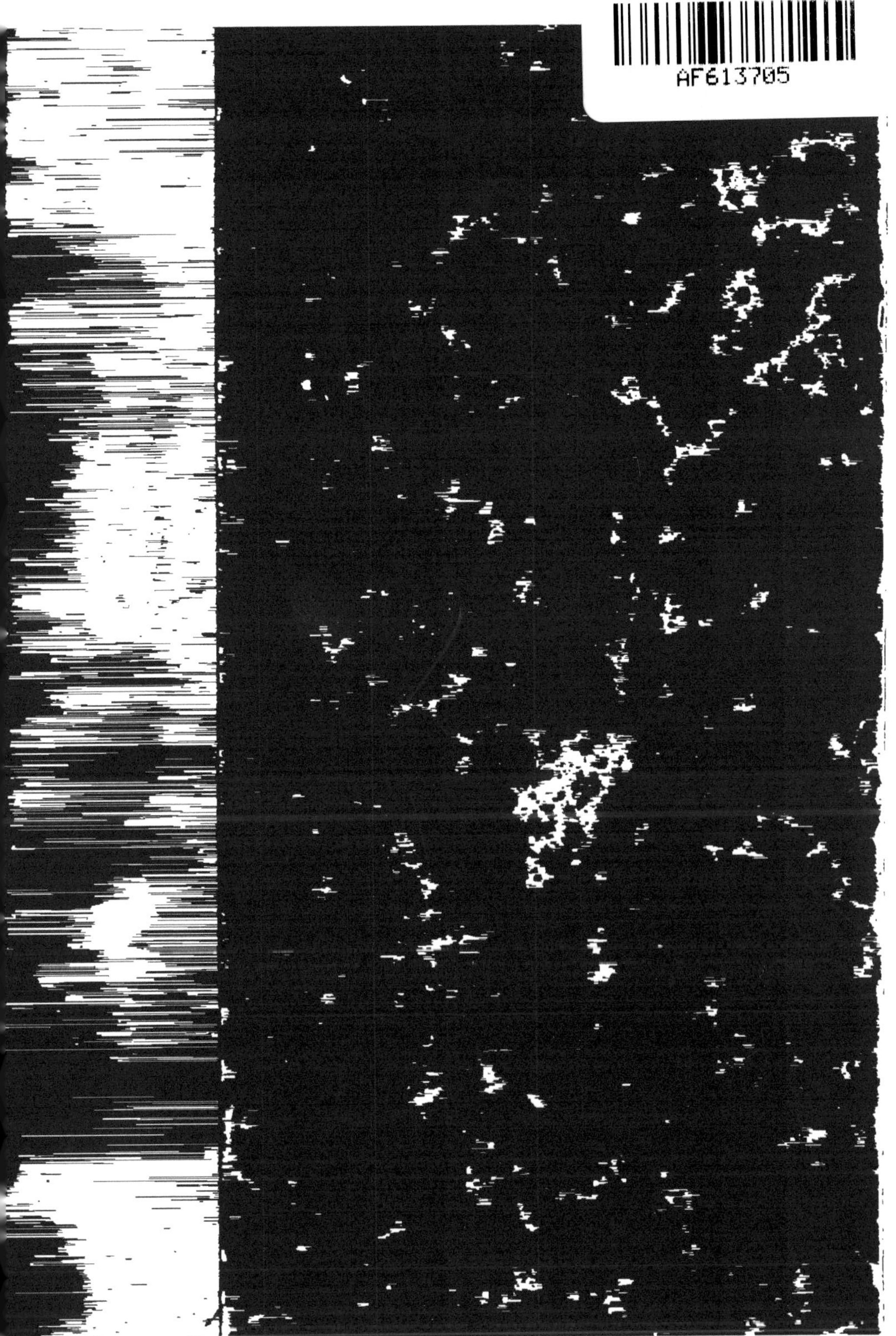

MANUEL

D'HYGIÈNE ET D'ÉDUCATION

DE LA

PREMIÈRE ENFANCE

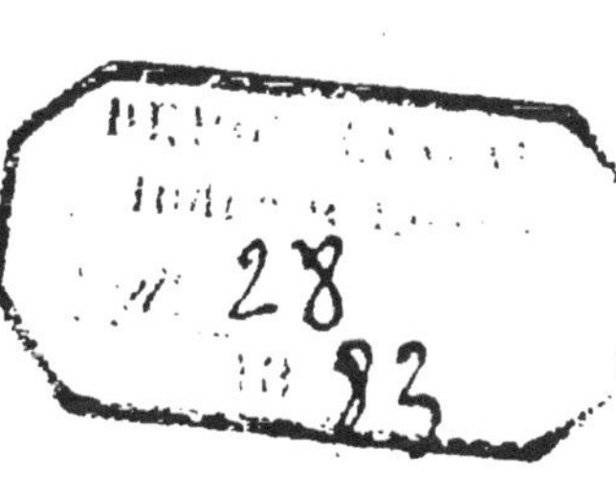

MANUEL
D'HYGIÈNE ET D'ÉDUCATION
DE LA
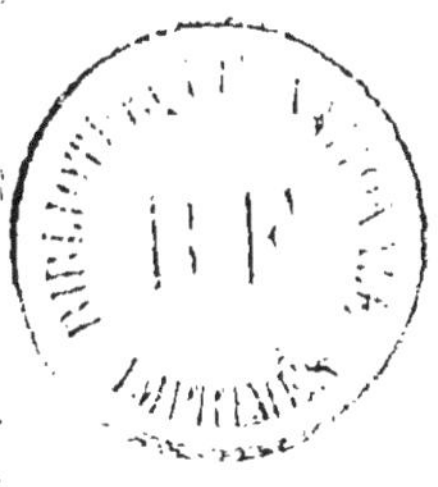

PREMIÈRE ENFANCE

PAR

Le Docteur A. BOURGEOIS

MÉDECIN À LA GARDE RÉPUBLICAINE
MEMBRE TITULAIRE DE LA SOCIÉTÉ DE MÉDECINE PUBLIQUE
ET D'HYGIÈNE PROFESSIONNELLE
CORRESPONDANT DES SOCIÉTÉS DE MÉDECINE DE NANCY, ROUEN
ANVERS (Lauréat 1878), ETC. ETC.
OFFICIER D'ACADÉMIE

Maxima debetur pueris reverentia.

PARIS
OCTAVE DOIN, ÉDITEUR
8, PLACE DE L'ODÉON, 8

1883

MANUEL

D'HYGIÈNE ET D'ÉDUCATION DE LA PREMIÈRE ENFANCE

AVERTISSEMENT

Le présent ouvrage est le résultat d'observations personnelles. Toutefois, pour le rendre complet, il fallait y incorporer tous les faits acquis sur l'éducation de la première enfance, tout en n'acceptant que ceux susceptibles d'être vulgarisés.

Afin de rester dans les termes du programme qu'il s'est tracé et qu'indique le titre du livre, l'auteur s'est efforcé de donner à son sujet une forme claire et succincte ; pour cela : 1° il a adopté la rédaction en manière d'aphorismes ; 2° les passages destinés à fixer plus spécialement l'attention sont imprimés en italique ; 3° les auteurs auxquels des emprunts ont été faits ne sont pas signalés. Le public reconnaîtra sans peine ces illustres amis de l'enfance : DONNÉ, BOUCHUT, BROCHARD, PARROT, FONSSAGRIVES, et leurs imitateurs N. GUILLOT, BOUCHAUD, GRANGÉ, COUDEREAU, etc.

On a évité avec soin les expressions techniques. Parfois même le tour plus ou moins élégant d'une phrase a été sacrifié à sa clarté. Les répétitions ont été remplacées par des renvois à des numéros d'ordre.

De cette façon, cet opuscule constitue une sorte de Code très complet et très précis, qui pourra être consulté avec fruit par les mères et par les nourrices.

I

NÉCESSITÉ D'ÉTUDIER L'HYGIÈNE DU PREMIER AGE

I

NÉCESSITÉ D'ÉTUDIER L'HYGIENE DU PREMIER AGE

---

1. Connaître et observer l'hygiène de la première enfance est un *devoir* qui touche aux intérêts les plus chers et les plus sacrés de la famille, de l'État et de la société.

2. Pour goûter le *bonheur maternel*, les femmes n'ont qu'à apprendre l'hygiène du premier âge et à élever leurs nourrissons *conformément aux règles* de cette hygiène.

3. Le but de l'éducation des enfants est d'aider la nature, *dès les premiers jours de la naissance*, à former des citoyens robustes et vigoureux.

4. L'hygiène du premier âge consiste en un ensemble de précautions sanitaires qui, bien comprises et sagement appliquées, épargneront dans la suite beaucoup d'argent, de drogues, de souffrances et de regrets superflus.

5. Ce n'est pas la bonne volonté qui manque à la plupart des femmes pour bien élever leurs enfants : c'est une bonne direction et la fermeté de caractère.

Il faut aussi *qu'elles mettent absolument de côté tous ces préjugés* qui sont d'un autre âge ; c'est à la destruction de ces erreurs que tendent les préceptes suivants, qui sont tracés *tels qu'ils doivent être exécutés*.

II

PRÉCAUTIONS A PRENDRE

PENDANT LA GROSSESSE

DANS L'INTÉRÊT DE L'ENFANT

II

PRÉCAUTIONS A PRENDRE PENDANT LA GROSSESSE DANS L'INTÉRÊT DE L'ENFANT

---

6. Une femme qui devient enceinte doit renoncer à ceux de ses vêtements, à celles de ses habitudes et aux fatigues qui pourraient troubler le développement de sa grossesse, si elle veut *donner le jour* à un enfant sain et bien conformé.

7. Il faut éviter les secousses du corps et

les mouvements violents. Ces précautions n'empêchent ni les promenades, ni les occupations habituelles.

8. Le corset doit être pourvu de baleines molles, de goussets larges, et garni à sa partie antérieure d'un tissu élastique peu serré, qui s'élargira de lui-même avec l'accroissement du ventre ; celui-ci sera garanti du froid par un caleçon de toile ou de laine.

9. Comme nourriture, la femme prend ce qui lui convient, en n'oubliant pas que, si elle mange pour deux, elle ne doit pas néanmoins pécher par excès. Le refus de satisfaire un caprice déraisonnable — *envie* — *ne peut avoir aucune influence sur la santé de l'enfant.*

10. Toute incommodité persistante sera confiée au médecin.

11. Les femmes qui ont l'habitude des bains

s'en abstiendront généralement dans *les quatre premiers mois*. Passé ce temps, si la grossesse est normale, les bains pourront être repris, *jamais trop longs* (vingt minutes), et *à température constante* (32 degrés) pendant la durée du bain.

12. Les bains de pieds *chauds* sont défendus; les remplacer par un lavage rapide à l'eau tiède.

13. On recommande des ménagements dans les rapprochements sexuels : car « ce qu'amour a fait, amour peut le détruire ».

14. Toute femme enceinte doit se considérer comme étant dans un état normal, et *prendre la ferme résolution de nourrir son enfant.*

15. Chez les femmes enceintes pour la première fois, il est souvent nécessaire de développer le bout des seins, qui serait trop court pour être pris par l'enfant. Il est donc tou-

jours sage, pas gênant et peu coûteux de porter constamment, sauf la nuit, *à partir du sixième mois, des bouts-de-sein* en cuir bouilli. Le mamelon vient s'y mouler exactement et en prendre la forme. Un petit orifice permet la sortie du lait rudimentaire ou *colostrum*, premier signe de la possibilité de nourrir.

16. Il est utile aussi, *dès le huitième mois*, pour prévenir les *crevasses*, autre obstacle à l'allaitement, de faire, matin et soir pendant dix minutes, baigner le bout de chaque sein dans la liqueur suivante :

Vin aromatique. . . .	100	grammes
Alun en poudre. . . .	4	—

Cette préparation est versée dans un verre à liqueur, dont on coiffe *avec précaution* le bout du sein.

17. Une femme dont la sécrétion mammaire est très active avant l'accouchement est presque toujours une bonne nourrice.

18. Les femmes appartenant à une famille où s'est déclarée la phthisie, l'épilepsie, la scrofule, ne doivent nourrir que lorsqu'elles sont fortes, bien constituées et ne présentent *aucun symptôme* de ces affections héréditaires, l'*avis du médecin ayant été demandé.*

III

HABITATION DU NOUVEAU-NÉ

III

HABITATION DU NOUVEAU-NE

---

19. Le séjour de la campagne est plus propice que celui de la ville à l'éducation de l'enfant.

20. Une maison qui est favorable à la santé d'un adulte l'est aussi à celle d'un enfant, lorsqu'elle présente les conditions suivantes : située dans une rue ou sur une avenue larges, — préservée de l'humidité, — recevant le soleil en hiver, — pourvue des moyens de tempérer la chaleur en été, — possédant des

fenêtres et des portes disposées sur des façades parallèles pour permettre l'aération, — non infectée par les latrines, par la cuisine ou par le voisinage d'un établissement à émanations délétères.

21. C'est une grande ressource que d'avoir, annexés à la maison, un jardin ou une cour, et une galerie couverte, au ras du sol ou au niveau d'un étage, où l'on peut faire prendre l'air aux enfants, lorsque le mauvais temps condamne les promenades publiques.

22. Habiter un étage est recommandé, de préférence à l'entresol et au rez-de-chaussée ; *il est dangereux d'habiter le sous-sol.*

23. La capacité de la chambre où habitera le nourrisson doit être calculée sur le même pied que pour un adulte. Il faut 10 mètres cubes d'air par heure (terme moyen) pour la respiration d'une seule personne. Donc

une pièce où la mère passera la nuit, de huit heures en moyenne, ainsi que son enfant, sans que l'air soit renouvelé, aura 160 mètres cubes. Cette capacité est la plus salubre; mais comme les appartements la présentent rarement, on pourra s'en tenir à 125 mètres cubes, qui se rapportent à une chambre ayant 5 mètres dans toutes ses dimensions.

24. Se souvenir que moins il y a de meubles dans la chambre, plus il y a d'air.

25. Pendant le jour, l'air de la chambre sera renouvelé par l'ouverture des voies d'aération. En hiver, on profitera des heures de promenade de l'enfant, *afin de ne pas l'exposer aux courants d'air*; par les temps humides et par le froid très vif, l'aération sera de courte durée. *Toute la literie sera soumise à cette aération.*

26. *Point de fleurs ni d'odeurs désagréables.*

Pour l'éclairage permanent de la nuit, une simple veilleuse.

27. Le chauffage ne sera jamais poussé au delà de 18 degrés centigrades ; pour apprécier cette température *un thermomètre est de toute nécessité* dans la chambre.

28. En rappelant le nettoyage fréquent de la chambre à coucher, il faut ajouter que les linges et les objets de toilette salis ne doivent pas y séjourner.

29. **Le berceau** de l'enfant sera placé extérieurement au lit de sa nourrice pendant la nuit, mais *jamais entre le lit et la muraille*, et *encore moins dans une alcôve*.

30. Le jour, ce berceau sera orienté de façon que l'enfant reçoive la lumière de face et *non de côté* ; la lumière trop vive sera modérée par les rideaux des fenêtres, par des stores ou des persiennes.

31. — **Constitution du berceau** : *en fer*, à claire-voie ou à filet, garni intérieurement d'une étoffe facile à renouveler. *Proscrire* les berceaux *sans pieds, posés à terre*. Immobiliser solidement le berceau, afin d'*éviter absolument le bercement et les chutes*.

1° Au fond, paillasse formée par un sac fendu (pour remuer et *changer* son contenu), que l'on garnit de balle d'avoine, ou de paille de maïs, de zostère, de foin. *Point de laine, point de plumes ni de coton*.

2° Sur la paillasse, feutre absorbant (il en faut un autre de rechange pendant que le premier se nettoie et sèche), — ou bien trois petites paillasses de balles d'avoine juxtaposées ; celle du milieu se mouille presque seule et se remplace seule.

3° Par-dessus, un petit drap de toile ou de calicot, sur lequel l'enfant reposera. *Point de tissu imperméable* (toile cirée, caoutchouc, etc.).

4° L'enfant sera couvert par une ou deux couvertures de laine, suivant la rigueur de la saison, *attachées solidement*, mais *non serrées*.

5° La tête et les épaules reposeront sur *un* oreiller *toujours* de varech, de balle d'avoine, — ou de crin, si l'enfant est très nerveux.

6° Les rideaux seront en mousseline à mailles fines, ou en étoffe légère, de manière à n'intercepter ni l'air ni la lumière, mais à arrêter les parcelles de poussière et les moustiques.

32. Le parachute Boivin est une addition simple et utile à la composition du berceau.

33. Tous les objets de literie seront constamment de *la plus exquise propreté* et employés *secs*.

IV

PREMIER VÊTEMENT

IV

PREMIER VÊTEMENT

34. Le premier vêtement a une influence considérable. S'il est mal ajusté, il peut occasionner des difformités.

35. La **méthode anglaise,** qui n'admet que des vêtements flottants, expose l'enfant aux refroidissements et le rend peu aisément maniable. Dans nos climats, il faut *rejeter son emploi,* au moins dans les quatre premiers mois (n°s 197 à 199).

36. La **méthode française** n'a d'inconvénients que si le maillot est *trop serré; les bras doivent être libres*, *la poitrine* et *le ventre* ne doivent *pas être comprimés.*

37. **Composition du vêtement** *pendant les deux premiers mois :*

1° Bandage de corps pour maintenir le pansement du nombril, et mieux, ceinture de flanelle.

2° Chemise de coton (ou de toile) à col et à coulisse s'attachant en arrière, ne dépassant pas le bas du ventre.

3° Couche de coton (ou de toile) carrée, pour envelopper les reins, le bas du corps et les jambes, qui seront *soigneusement séparées ;* on veillera *à ne point froisser les organes génitaux des petits garçons.*

4° Lange de forme carrée, en molleton blanc de laine pour l'hiver, de coton pour l'été, entourant tout à fait l'enfant en partant des aisselles, mais de façon *à ne pas entraver la respiration*, puis replié en arrière avec la précaution *d'étendre* les jambes, qui ne doivent être *ni ployées ni gênées* dans leurs mouvements.

5° Deux petites brassières de laine, à manches longues, nouées en arrière.

6° Sur la tête un seul bonnet de toile.

7° Pour la promenade, un manteau ou pelisse longue (ouatée pour l'hiver), un bonnet par-dessus le premier, un voile, au besoin un foulard autour du cou.

38. On ne devra se servir que d'épingles anglaises ou épingles de nourrice ; elles ne suppléeront jamais les boutons et les lacets.

39. Tout le linge de corps du nouveau-né doit être façonné en étoffe fine; on l'assouplira au besoin par le lavage.

40. On ne fera porter de flanelle à l'enfant que d'après les prescriptions du médecin.

V

PREMIERS SOINS

V

PREMIERS SOINS

---

41. Bien que ces soins soient dévolus à la sage-femme ou à la garde, la mère doit connaître les recommandations, dont elle peut avoir à exiger l'exécution.

42. Aussitôt que l'enfant est né et qu'il a été séparé de sa mère par la section du cordon lié au préalable, *avant toute autre occupation*, il faut *essuyer la région voisine des yeux et les paupières* avec un linge sec en toile; seulement après, laver la figure, la tête et le reste

du corps. Par ce moyen on prévient les maux d'yeux *qui peuvent faire perdre la vue à l'enfant.*

43. Pour le nettoyer, on plonge le nouveau-né dans un vase plein d'eau tiède légèrement savonneuse, et on le frotte rapidement avec une éponge fine. Si son corps est recouvert d'une matière grasse, on le frictionne avec un peu d'huile tiède. Puis on l'essuie avec un linge fin bien chaud ou une flanelle douce.

44. On panse le bout du cordon ombilical qu'on relève sur le côté gauche du ventre, puis on habille l'enfant. Lorsque le cordon sera tombé, le cinquième jour, on pansera le nombril pendant six ou sept jours encore. Le bandage de corps (n° 7, 1°) sera maintenu pendant six semaines.

45. La toilette faite, *on incline l'enfant en avant* pour lui faire rendre les glaires qu'il

peut avoir dans la gorge ; on lui donne deux à trois cuillerées à café d'eau tiède, sucrée avec de la cassonade ou du miel. Puis on le couche *dans son berceau, sur le côté droit.*

46. Le nouveau-né ne doit *jamais* être déposé provisoirement *sur un siège.* Il ne devra *jamais dormir dans le lit de sa mère ou de sa nourrice.*

47. Il est utile de connaître le *poids* (nos 188 à 195) du nouveau-né. Les vêtements ont été pesés à l'avance ; le nouveau-né est pesé tout habillé ; en retranchant le chiffre de la première pesée du chiffre de la deuxième, on a le poids de l'enfant.

48. Le rejet des urines et des premières selles (méconium) doit avoir lieu *dans les dix à douze premières heures.* S'il en était autrement, l'avis du médecin serait nécessaire.

49. *Comprimer* ou *pétrir la tête*, sous pré-

texte d'en régulariser la forme et *vider les seins* d'un nouveau-né sont des préjugés *absurdes*, qui exposent celui-ci à de *graves dangers*.

50. Outre les précautions indiquées au n° 42, il y en a d'autres *indispensables* à prendre, *pour éviter la perte des yeux*.

1° Les tenir toujours *bien propres*.

2° Prendre garde aux refroidissements (vêtement chaud et tête couverte aux premières sorties).

3° Si, deux ou trois jours après la naissance, les paupières deviennent rouges, enflent et laissent échapper d'abord des larmes, puis une matière jaune verdâtre, appeler *le médecin sans le plus petit retard.*

4° En attendant son arrivée, laver fréquemment les yeux, *en écartant les paupières*, avec un linge de toile et beaucoup d'eau tiède. Employer pour cela le lait de la mère est un *préjugé sinon nuisible*, du moins *inactif*.

51. L'enfant qui vient de naître n'éprouve que deux besoins : *téter* et *dormir*; il importe donc de *régler* au plus vite ces deux conditions.

VI

ALLAITEMENT AU SEIN DE LA MÈRE EXCLUSIVEMENT

VI

ALLAITEMENT AU SEIN DE LA MÈRE EXCLUSIVEMENT

52. Le plus utile travail pour la femme est celui d'être mère.

53. Le prétexte de n'avoir pas de lait en cache souvent un autre moins avouable.

54. Les occupations de la femme sont trop souvent invoquées pour qu'elles ne soient pas souvent des prétextes.

55. C'est un préjugé de croire que l'allaitement flétrit; *le contraire* est vrai.

56. La femme qui ne nourrit pas son enfant s'expose vite à en avoir un autre.

57. A mérite égal et même inférieur, *la mère vaut mieux* pour nourrir son enfant qu'une femme étrangère.

58. Mieux vaut à l'enfant *le sein d'une mère de force moyenne* que celui d'une nourrice robuste.

59. Il est nécessaire que la détermination de nourrir soit *volontaire* et *spontanée*.

60. Une femme destinée à nourrir *doit* commencer de trois à six heures après son accouchement. Le lait rudimentaire ou *colostrum* est utile pour aider le nouveau-né à *évacuer son méconium* ou première matière fécale.

61. Pendant les premiers jours consécutifs à l'accouchement, la mère se mettra avec précaution *sur le côté* pour donner à téter.

62. *Pour éviter les crevasses*, on aura soin d'essuyer le bout du mamelon avec un linge propre et fin après chaque tétée.

63. Si les crevasses se produisent, on y remédiera avec un peu de glycérine pure ou additionnée de teinture de benjoin (1 gramme pour 60 grammes de glycérine). Ces substances sont inoffensives pour l'enfant. — On peut aussi constituer un bout de sein artificiel, en appliquant sur le mamelon un morceau de baudruche, au moyen de collodion ; la baudruche, percée de quelques trous d'épingle, sera humectée d'eau sucrée avant de donner le sein.

64. Si le lait est en trop grande quantité, on pourra dégorger les seins au moyen d'une

ventouse spéciale, et mieux à l'aide de la succion pratiquée par le mari ou par une personne saine. — *Se défier* des femmes qui, dans ce cas, font profession de téteuses.

65. On garantira les seins contre le froid, dans les premiers temps, avec de la ouate.

66. L'enfant peut éprouver de la difficulté à téter.

1° Si (ce qui n'est pas aussi fréquent qu'on le croit) la *brièveté du filet* de la langue empêche la succion ; — dans ce cas, le médecin coupera le filet, opération très simple.

2° Par *maladresse,* s'il saisit le mamelon entre le dessous de la langue et la lèvre inférieure ; — on abaisse alors la langue avec le petit doigt en mettant au sein.

3° Le *sein volumineux* obture les fosses nasales et arrête la respiration ; — inconvénient facile à corriger, en formant avec les doigts sur le sein une gouttière au-dessous des narines du bébé.

4° L'*enfant est faible;* — on fait couler dans sa bouche quelques gouttes de lait pour le stimuler; et, s'il s'endort au sein, on l'excite avec douceur pour le tenir éveillé; — eau sucrée sur le mamelon.

5° Voir les n°s 250 et 251.

67. Pour s'assurer que l'enfant *avale réellement*, en tétant, on appuie légèrement un doigt sur le cou; on doit sentir le larynx monter et descendre.

68. Il importe, *dès l'origine,* de *régler les tétées*. Elles auront lieu *toutes les heures et demie*, puis *toutes les deux heures* jusqu'à l'âge de six semaines ou deux mois. On pourra les répartir ainsi : à 6 heures du matin, à 8 heures, à 10 heures, à midi; puis repos, qui dans la suite sera réservé à la promenade ou au sommeil; reprise à 5 heures du soir

(réveiller l'enfant au besoin), à 7 heures, à 9 heures et à 11 heures. — En général, on ne donne qu'un sein à vider à chaque tétée (pour l'exception, voir n° 77, 7°).

69. *Pendant les premiers jours seulement*, on donnera à téter une fois dans la nuit. Il est avantageux pour la mère, autant que pour l'enfant, que la nuit leur profite entièrement — *Pas de sommeil, pas de lait.*

70. Lorsque rien dans l'aspect de l'enfant ne peut faire supposer qu'il souffre (n°s 261 à 274), et quand on a pourvu à tous ses besoins, le *cri* est une *fonction* qu'il exerce en proportion de ses forces ; cela ne veut pas dire qu'il a faim, et *si on lui cède une fois*, il faudra lui céder toujours.

71. Toute mère qui ne sait pas *résister aux cris* de son enfant, en tant qu'ils n'expriment pas la souffrance, est incapable de faire une bonne nourrice.

72. **Durée de chaque tétée** : dix à douze minutes; cette règle n'est pas absolue ; elle se modifie d'après les conditions qui suivent.

73. « Enfant bien jetant est un enfant bien venant. » Ce dicton *ne doit pas être pris à la lettre*.

74. La *régurgitation,* qui suit la tétée et a lieu sans efforts, ne saurait être confondue avec le *vomissement,* qui a lieu quelque temps après la tétée et avec efforts.

75. Le vomissement *est* un état maladif, qui doit être confié au médecin.

76. La régurgitation, si elle se renouvelle fréquemment, *devient* une cause de maladie. Elle tient à différentes circonstances qu'il faut connaître pour être prêt à y remédier.

77. L'enfant régurgite parce que :

1° *Il tète trop vite*, soit par gloutonnerie,

soit parce qu'il trouve les mamelles bien remplies ; — on lui retire le sein par intervalles de une à deux minutes.

2° *Cris* et *colère* avant de prendre le sein; — il faut attendre qu'ils soient calmés.

3° *Il a trop tété;* — diminuer la dose aux repas suivants, à condition cependant de le rassasier.

4° Il a *des vents ;* — le tenir droit, après la tétée, pour laisser monter et sortir les gaz.

5° *Efforts* pour évacuer les matières fécales; — remédier à la constipation habituelle (sirop de chicorée, n° 279).

6° *Maillot trop serré* ou *pression sur le ventre* par la main qui le porte; — se prémunir contre ces deux éventualités.

7° *Le lait est trop nourrissant;* il y a généralement des coliques; — dans ce cas augmenter l'intervalle des repas et donner à téter *à chaque sein* pendant chaque moitié du repas :

car alors le lait qui sort le premier du sein est moins riche que celui venant en dernier lieu.

78. Tous les enfants ne régurgitent pas; ordinairement le nourrisson rassasié se retire de lui-même du sein ou s'endort, lorsqu'il a des habitudes réglées, et qu'on a paré, par une observation attentive, aux inconvénients précédents (n° 77).

79. **Au point de vue de son régime**, la femme qui allaite ne doit pas être contrariée dans ses goûts. Il faut manger pour nourrir. La *modération* est indiquée par le bon sens.

80. Il va de soi que tous les aliments *visiblement* nuisibles soit à elle, soit à son nourrisson, doivent être *rigoureusement rejetés* de son régime.

81. Aucun aliment n'a la propriété d'augmenter le lait, aucun de le diminuer.

82. L'usage *trop fréquent* du vin pur et des boissons alcooliques produit des accidents graves chez le nourrisson.

83. Il faut s'opposer à ce que la nourrice fasse téter pendant ses repas, dans l'intérêt de sa propre digestion : car c'est un préjugé de croire que la nourriture passe directement dans ses mamelles et de là dans la bouche de l'enfant.

84. L'exercice et la promenade sont nécessaires à la nourrice. Elle doit éviter les fatigues et les émotions vives, et, si elle les a subies, attendre le calme pour donner le sein. — Les soins de propreté lui sont indispensables; elle prendra un grand bain de temps en temps.

85. **A partir du troisième mois**, l'enfant sera mis au sein toutes les trois heures; vers le septième mois toutes les quatre heures.

86. *Jusqu'au septième mois*, l'enfant ne prendra pas d'autre aliment que le *lait* de sa mère ou de sa nourrice. L'allaitement sera continué jusqu'au sevrage et *progressivement* ralenti avec le complément d'alimentation ci-après indiqué.

87. *Pendant le septième mois*, il suffit par jour d'un potage (ou bouillie claire) bien cuit. Ce potage a pour élément principal le *lait de vache*, ou de chèvre, avec une cuillerée à café par potage de farine de froment, ou, alternativement, les substances suivantes : farine d'avoine, farine d'orge, fécule de pommes de terre, crème de riz, arrow-root.

88. Si l'enfant témoigne quelque préférence pour l'une d'elles, on satisfera son goût; il faudra ne les sucrer que tout juste pour ne pas le répugner. On donnera six cuillerées à soupe d'abord. Ce repas sera fait le matin.

89. Plus l'enfant sera jeune, plus la bouillie

sera claire. — Il ne faut *pas mettre l'enfant au sein après son repas*, sous prétexte de le faire boire.

90. *Du huitième au dixième mois,* l'enfant prendra une bouillie le matin et une autre le soir, *toujours aux mêmes heures.* Au milieu de cette période, outre les aliments précités (n° 87), on aura la ressource des suivants : semoule, vermicelle, tapioca et autres pâtes alimentaires, biscottes de Bruxelles, croûtes de pain bien cuites et tamisées.

91. Les mouillettes de pain et l'eau rougie légèrement sucrée rendront à cet âge d'utiles services, surtout pendant les promenades. *Les pâtisseries,* généralement lourdes, seront *exclues* de l'alimentation.

92. *Du dixième mois jusqu'au sevrage,* l'enfant recevra un potage le matin, un à midi et un troisième le soir. Les heures choisies

seront *toujours les mêmes*, et celles auxquelles *il mangera* plus tard.

93. On introduira *peu à peu* dans l'alimentation le bouillon de bœuf ou de poule, des croûtes de pain trempées dans le jus de viande, un os (sans aspérités) de côtelette ou de poulet à sucer, un œuf à la coque frais et peu cuit.

94. On consultera toujours les besoins *réels* de l'enfant quant à la *nature* et à la *quantité* des aliments.

95. *L'excès* des aliments, ou d'un aliment en particulier, est *toujours nuisible*.

---

96. La réapparition des règles (n° 133, 3°), la grossesse, les gerçures *incurables* du mamelon, les abcès du sein *persistants* sont de nature à mettre la mère dans l'impossibilité de nourrir. Elle cessera, dans tous les cas, aussitôt

que son enfant *ne profitera plus* (pesées, nos 188 à 195).

97. Enfin *l'altération de sa constitution*, après *avis du médecin*, peut l'obliger à recourir à l'un des modes d'alimentation qui vont être exposés.

VII

ALLAITEMENT EXCLUSIVEMENT AU SEIN

PAR UNE NOURRICE

AUTRE QUE LA MÈRE

VII

ALLAITEMENT EXCLUSIVEMENT AU SEIN PAR UNE NOURRICE AUTRE QUE LA MÈRE

---

98. L'allaitement par une nourrice étant ce qui se rapproche le plus de l'allaitement maternel, c'est à celui-là qu'on devra recourir, *quand la mère ne pourra pas nourrir.*

99. La mère qui prend une nourrice doit s'attendre à des sujétions plus pénibles et à

2*

des ennuis plus grands que ceux qu'elle eût éprouvés en nourrissant elle-même.

100. On préférera une nourrice *chez soi* (nourrice sur lieu) à une nourrice à la campagne, surtout si celle-ci ne peut être *rigoureusement surveillée*.

101. Pour se diriger dans le choix d'une nourrice, on consultera *attentivement* les extraits de la loi Th. Roussel, exposés plus loin (appendice). Les femmes qui veulent se placer comme nourrices ont l'obligation de connaître cette loi.

102. Une femme sera en état d'être bonne nourrice si elle présente les conditions suivantes :

1° Être âgée de 20 à 32 ans.

2° Avoir une bonne constitution et être bien conformée.

3° Ne porter *aucune tache* sur le corps,

aucune cicatrice au cou, *aucune croûte* dans les cheveux.

4° Avoir les seins bien développés, avec des mamelons suffisamment saillants, laissant par la pression le lait sourdre de plusieurs petites ouvertures.

5° Être accouchée (dans l'intérêt de son propre enfant) depuis six ou sept mois au plus, — depuis deux mois au moins, si son enfant est allaité par une autre femme, ou s'il est mort.

6° Avoir la bouche saine, de belles dents, les gencives roses.

7° Ne pas avoir ses règles et ne pas être enceinte.

8° Avoir le caractère gai, affectueux et souple ; posséder quelque intelligence et savoir lire.

9° Avoir été vaccinée.

10° Avoir du lait de bonne qualité : ce qui ne se reconnaît guère qu'à l'épreuve, c'est-à-dire aux effets produits sur l'enfant.

103. La nourrice, qu'elle soit sur lieu ou à la campagne, a le devoir de se conformer *strictement* aux préceptes d'hygiène compris du n° 62 au n° 95, en ce qui concerne son régime et celui de son nourrisson.

104. Elle ne devra *jamais* donner le sein à l'enfant pour tâcher d'apaiser ses cris, ni pour se soulager.

105. Qu'elle se pénètre bien des *dangers très graves* qu'elle ferait courir à son nourrisson en lui donnant, *avant sept mois*, *autre chose que son lait*, de même que si elle cherchait à tromper sa faim en lui faisant sucer un de ces tampons appelés *nouet* ou *sucette.*

106. Il n'y a *aucun inconvénient* à ce que la nourrice, pour entretenir son activité, s'occupe du ménage et fasse les lessives de l'enfant. La vie confortable ne lui est pas favorable.

107. Le changement de nourrice ne portant aucun préjudice à la santé de l'enfant, il convient de changer de nourrice aussitôt que cette mesure est reconnue nécessaire.

VIII

ALLAITEMENT PAR LA MÈRE,

COMMENCÉ AU SEIN

ET CONTINUÉ AU BIBERON

VIII

ALLAITEMENT, PAR LA MÈRE,

COMMENCÉ AU SEIN
ET CONTINUÉ AU BIBERON

---

108. Différentes circonstances (notamment celles qui sont signalées aux n°s 96 et 97), dont le médecin est *seul juge, et qui doivent être soumises à son appréciation*, peuvent contraindre la mère à se passer de nourrice et à sevrer prématurément son enfant du sein.

109. Ce sevrage anticipé ne doit se faire,

autant que possible, que du *sixième* au *septième mois;* dans ce cas, *si l'enfant est bien portant* et *si toutes les autres conditions hygiéniques sont parfaites*, ce sevrage a des chances de réussir.

110. L'alimentation progressive avec les bouillies (n°s 87 à 95) sera conduite *comme si l'allaitement maternel continuait*; celui-ci seul sera remplacé, mais *remplacé par du lait.*

111. Le lait de vache est le meilleur; en son absence on pourra donner le lait de chèvre ou le lait d'ânesse. Avoir soin qu'il soit *pur* et *fraîchement trait,* qu'il provienne autant que possible *du même animal.*

112. Le lait ne doit être recueilli et conservé que dans des récipients en verre ou en terre, *toujours parfaitement propres.*

113. **Pour faire boire le lait, le bibe-**

ron doit être préféré à la timbale, ou à la cuiller, au moins jusqu'à huit ou neuf mois.

114. Le biberon le plus appréciable est celui qui renferme *le moins possible d'accessoires en métal et en caoutchouc.*

115. Le plus simple est une fiole de verre, de la contenance de 200 grammes, sur le goulot de laquelle on adapte un bout de biberon en tétine de vache préparée, en caoutchouc *pur*, ou en ivoire souple (voir l'appendice). — Les biberons à soupape doivent être réservés uniquement aux enfants atteints de vices de conformation de la bouche.

116. Quelle que soit la substance employée, il faudra la nettoyer après chaque tétée, et la remplacer lorsqu'elle sera altérée.

117. Les bouts de biberon faits avec un

cylindre de vieux linge ou d'éponge sont *malsains et dangereux.*

118. Pendant les *chaleurs* de l'été, pour conserver le lait on le fera bouillir; en toute autre circonstance, avant d'être administré, il ne doit *pas avoir bouilli*, mais il sera *chauffé au bain-marie jusqu'à* 38 *degrés centigrades.*

119. Si le bain-marie n'avait pas cette température, le lait serait trop refroidi vers la fin de la tétée. D'ailleurs, en entourant le biberon avec la main pendant le repas, le lait se maintient à une température presque uniforme : *ce qui est très important.*

120. Il est bon de savoir que, pendant les fortes chaleurs, on peut conserver le lait dans la glace, à condition de l'y mettre peu de temps après la traite.

121. Si l'enfant n'a pas absorbé tout le con-

tenu du biberon, *le reste sera jeté*. Le biberon doit *toujours être rincé à l'eau chaude.*

122. La mère doit apporter à ce genre d'alimentation *le même soin* et *la même régularité* que si elle donnait le sein. *Qu'elle n'oublie jamais* de s'assurer de la *qualité* et de la *température* du lait, *en le goûtant* avant de l'offrir à son enfant.

123. La quantité de lait de vache à donner à sept mois est de 1,200 à 1,500 grammes, selon l'appétit de l'enfant. Chaque biberon, à raison de sept à huit tétées par jour, contiendra donc de 180 à 200 grammes de lait. Ce dernier chiffre ne doit pas être dépassé. — A sept mois, on n'ajoute au lait *ni sucre ni eau*.

IX

ALLAITEMENT SIMULTANÉ AU SEIN DE LA MÈRE ET AU BIBERON

IX

ALLAITEMENT SIMULTANÉ AU SEIN DE LA MÈRE ET AU BIBERON

---

124. Lorsque la mère, un peu *chétive*, ne sera pas jugée *par le médecin* capable de donner exclusivement le sein à son enfant, elle pourra prendre *comme auxiliaire* le biberon (nos 111 à 122).

125. D'autres circonstances peuvent nécessiter ce mode d'alimentation :

1° Le peu d'abondance du lait, surtout si

l'enfant est vorace, et à plus forte raison, si la mère élève des jumeaux.

2° Certaines conditions sociales, qui absorbent les moments de la mère.

126. *Pendant les trois premiers mois*, il est bon de ne donner le biberon que deux fois par jour.

127. *A quatre mois*, on donnera trois biberons. *Jusqu'à six mois*, on augmentera de un ou deux biberons par jour, mais toujours de façon que les tétées au *sein* soient *plus nombreuses* ou au moins *égales* aux tétées au biberon et *alternent* avec elles.

128. On continuera ainsi jusqu'au sevrage définitif, en se faisant aider par l'alimentation progressive avec les bouillies (nos 87 à 95).

129. Les préceptes tracés au n° 122 sont aussi *de toute rigueur* dans ce mode d'alimentation.

130. Lorsque le lait de vache est donné à l'enfant *dès les premiers jours de sa naissance*, en général, *il ne doit pas être coupé d'eau*; si l'on juge à propos de le sucrer, ce qui n'est pas indispensable, on se servira de préférence de *sucre de lait.* L'addition de sel n'est utile que si elle a été recommandée par le médecin.

131. Le lait de vache, auquel on a ajouté de l'eau, ressemble bien moins au lait de femme que le lait de vache pur.

132. Il en est du lait de vache pur comme du lait d'une nourrice ; l'enfant peut ne pas le supporter; il faut alors essayer le lait d'une autre vache.

133. Les enfants qui prennent du lait additionné d'eau ne sont jamais rassasiés ; plus on leur en donne, plus ils en boivent.

134. L'eau, pour être ajoutée au lait, en ad-

mettant que cela soit nécessaire, devrait se trouver dans des conditions de pureté qu'il est le plus souvent impossible de lui donner.

135. Autant que possible, on emploiera toujours *le lait de la première traite*. Si l'on ne pouvait s'en procurer et si le lait pur, soupçonné trop riche, semblait nuire à l'enfant, *dans les premiers jours*, on y ajouterait *un tiers* d'eau tiède *potable* (n° 282), sauf à revenir au lait pur à la *troisième* ou à la *quatrième semaine*.

136. Il ne saurait être question de rationner exactement l'enfant. On se rapprochera des quantités suivantes :

2e jour de la naiss. (n° 126),	10 gr. pour chaque tétée au biberon,	soit	par jour	20 gr.
3e —	30	—	—	60
4e —	40	—	—	80
8e —	55	—	—	110
20e —	70	—	—	140
Au 2e mois,	100	—	—	200
Au 3e mois,	120	—	—	240
Au 4e et au 5e mois (n° 127),	150	—	—	450

Et dans les mêmes proportions jusqu'au sevrage (nos 127 et 128).

137. Une petite difficulté se présente par-

fois : l'enfant ne veut pas prendre le biberon, lorsqu'il n'y a jamais goûté. Ce qui ne veut pas dire qu'il faut l'y habituer dès sa naissance. On triomphe de cette difficulté en sucrant un peu, les premières fois, le lait qu'on lui présente.

138. Toutefois, il est bon de recommander à la mère de donner, dans le biberon, une fois tous les trois ou quatre jours, une très petite quantité de son propre lait *non refroidi*.

139. L'allaitement simultané au sein et au biberon peut aussi rendre des services *momentanément* chez la mère et chez la nourrice :

1° Pendant un état fébrile de courte durée.

2° Pendant une indigestion, ou toute indisposition légère.

3° Pendant la période menstruelle, si le retour des règles n'altère la santé de l'enfant que pendant cette période.

Dans ces trois alternatives, il peut être bon aussi de ne donner que le biberon seul.

X

ALLAITEMENT AU BIBERON SEUL

X

ALLAITEMENT AU BIBERON SEUL

---

140. Ce mode d'alimentation, appelé aussi allaitement artificiel ou au petit pot, est celui qui donne *les résultats les moins bons*.

141. Ses effets sont habituellement funestes, lorsqu'il est employé dans *les villes* ou dans *les agglomérations d'enfants*.

142. A la campagne il réussit mieux, mais point dans les climats chauds (Algérie, midi de la France).

143. L'allaitement artificiel doit être pratiqué *chez soi, par la mère* ou *sous sa surveillance immédiate*.

144. Lorsque l'on est *contraint* d'élever l'enfant par ce procédé, loin du toit maternel, il ne faut le confier qu'à une femme soigneuse, consciencieuse, *expérimentée*, et ayant facilement à sa disposition du *lait de bonne qualité*.

145. Malheureusement, hors du regard maternel, l'allaitement artificiel se convertit le plus souvent en allaitement *vicieux*, par suite d'une *alimentation prématurée* avec des substances que l'enfant n'est pas à même de digérer.

146. La méthode à suivre dans l'allaitement au biberon seul exige *les plus grands soins* et *la plus parfaite régularité* (nos 111 à 122).

147. Le *nombre* et la *durée* des repas

seront déterminés comme si l'enfant prenait le sein (nos 66 à 78, et 85 à 95). Mais *les tétées de la nuit seront plus fréquentes* que dans l'allaitement au sein, surtout si l'enfant est chétif.

148. Les conseils donnés aux nos 130 à 135 trouvent aussi leur place ici. Les quantités approximatives de lait à administrer sont indiquées ci-après. Si le méconium (no 60) a été rendu, on donne :

Le 2e jour, 50 grammes de lait, soit 5 grammes par tétée au biberon.

On continue de la façon suivante :

Le 3e jour	300	gr. de lait par jour,	soit	30 gr.	par tétée au biberon
Le 4e jour	400	—	—	40	—
Le 8e jour	550	—	—	55	—
Le 20e jour	700	—	—	70	—
Au 2e mois	1000	—	—	100	—
Au 3e mois	1200	—	—	120	—
Au 4e et au 5e mois	1400	—	—	180	(7 ou 8 tétées par jour).
Au 6e mois	1500	—	—	200	—

Et dans les mêmes proportions jusqu'au sevrage. — Le septième mois, commencer les bouillies (nos 87 à 95).

149. Tout enfant élevé au biberon doit être sevré définitivement *le plus tard possible.*

150. *S'abstenir de toutes les compositions* que le commerce recommande pour remplacer le lait. Les meilleures sont parfois frelatées

---

XI

ALLAITEMENT PAR UNE CHÈVRE

XI

ALLAITEMENT PAR UNE CHÈVRE

---

151. On a recours à ce mode d'allaitement surtout dans les cas où il faut administrer des médicaments spéciaux à un enfant.

152. Les inconvénients de cette méthode sont :

1° L'indocilité de l'animal.

2° La nécessité de soins hygiéniques qui ne peuvent être complets qu'à la campagne.

153. Les conditions *essentielles* dans les-

quelles il faut se placer, lorsque le médecin a décidé ce mode d'allaitement, sont :

1° Choisir une chèvre blanche, ayant mis bas *récemment* et pour la seconde fois.

2° Garantir le nourrisson des accidents auxquels peut l'exposer la pétulance de l'animal.

3° *Goûter* le lait, pour diriger en conséquence la nourriture de la bête.

4° Observer une grande régularité dans les repas de l'enfant.

5° Avant chaque repas, nettoyer le pis de la chèvre.

154. L'allaitement par une chèvre, *bien dirigé*, est préférable au biberon seul.

XII

SOMMEIL

XII

SOMMEIL

155. De même que l'allaitement, le sommeil doit avoir lieu à *des heures régulières.*

156. Il est de toute nécessité que l'enfant dorme *dans son berceau*; si on lui a donné la mauvaise habitude de s'endormir sur les genoux de sa mère ou de sa nourrice, il faudra y remédier *avec fermeté et persévérance.*

157. Quand on voit un enfant rester dans son berceau sans crier et s'y endormir, on

peut être sûr que son éducation est bien faite. S'il passe une mauvaise nuit, on est presque certain qu'il souffre.

158. Le sommeil doit s'accomplir au milieu du bruit modéré de la maison, aussi bien à la lumière que dans l'obscurité.

159. On cessera le sommeil du jour vers l'âge de 20 mois; *on n'abrégera jamais celui de la nuit.*

160. On aura soin de ne pas coucher les enfants toujours sur le même côté; *de ne pas les bercer;* de veiller à ce que *leurs draps ne leur couvrent pas la tête.*

161. Le berceau ne sera chauffé *que par prescription du médecin*, et ne le sera qu'au moyen d'une bouteille en grès remplie d'eau chaude. *Point de briques ni de fers chauffés au feu,* qui peuvent incendier le berceau.

162. Il importe d'empêcher les enfants *de sucer* leurs doigts en dormant ; pour leur faire perdre entièrement cette habitude, il suffit, pendant quelques jours, de fixer les manches de la brassière au maillot avec des épingles de nourrice (n° 240).

163. Les *remèdes calmants*, donnés sans *avis du médecin*, exposent l'enfant *aux plus grands dangers*.

XIII

SOINS DE PROPRETÉ

XIII

SOINS DE PROPRETÉ

164\. L'entretien de la propreté du corps des enfants consiste principalement à ne pas les laisser trop longtemps dans des couches salies par leurs évacuations.

165\. Il faut les changer *à heures fixes;* agir autrement est leur donner prétexte à crier chaque fois qu'ils sont mouillés.

166\. La première toilette se fait le matin, *le plus loin possible* du premier repas, afin de ne pas en troubler la digestion.

167. Cette toilette consiste en un lavage complet à l'eau tiède, devant le feu en hiver, lavage qui commencera *toujours par le visage avec une éponge spéciale*, et qui s'achèvera, *avec une seconde éponge*, par les autres parties du corps. Après le lavage, essuyer rapidement avec un linge fin et sec.

168. Vers la sixième semaine, on lavera à l'eau froide (c'est-à-dire tempérée, mais non chauffée) la figure et les mains. — Un linge humide, tordu à l'un de ses coins, servira à nettoyer les fosses nasales et les oreilles. *S'abstenir de cure-oreille.*

169. *Toujours le cuir chevelu* sera nettoyé avec le plus grand soin. S'il s'y forme cette crasse particulière, mélange de sueur et de poussière, que certaines mères, obéissant à un *préjugé stupide,* croient devoir respecter, il faudra *non pas l'arracher*, mais l'enlever avec une petite brosse de chiendent et de

l'eau tiède savonneuse, après y avoir mis la veille un peu d'huile, au besoin, ou de pommade de concombre.

170. Le deuxième renouvellement des langes aura lieu à midi, et en tout cas, *avant la promenade*, le troisième au retour de la promenade, le quatrième avant la dernière tétée du soir; autant que possible on n'habituera pas l'enfant à être changé la nuit. S'il y a sur la peau des rougeurs, des crevasses, on changera l'enfant plus souvent.

171. Après chaque renouvellement, les organes salis seront lavés à l'eau tiède, surtout les organes génitaux, puis séchés et poudrés avec de l'amidon ou mieux encore avec de la poudre de lycopode.

172. Au moment de chaque toilette, surtout de la première, il est bon de laisser l'enfant agiter et étirer ses membres en toute liberté, devant le feu en hiver.

173. Dès l'âge de cinq mois, on peut habituer l'enfant à uriner ailleurs que dans ses langes, au moins le soir, en le tenant au-dessus d'un vase, les jambes écartées et soutenues sous les fesses. Mais *il faut bien se garder d'exciter* avec la main ses organes génitaux; ce serait lui rendre, pour l'avenir, *le plus funeste service.*

174. **Les bains** sont très salutaires aux enfants du premier âge. Le nouveau-né ne doit pas y rester plus de *cinq* minutes. La durée maximum est de *dix* minutes pour la première année et de *vingt* minutes pour la seconde année.

175. *Deux* bains par semaine. Température de l'eau *constatée au thermomètre* et *maintenue uniforme* : 32 degrés centigrades l'hiver, 27 degrés l'été. Maintenir l'enfant dans le bain *avec les mains.*

176. Le bain peut être pris à toute heure du

jour; mais il est plus efficace le soir chez les enfants qui ont besoin d'être calmés.

177. Il faut laisser un intervalle de *deux heures* au moins entre le dernier repas et le bain.

178. L'immersion dans *l'eau froide* est presque toujours *mortelle* au nouveau-né (n° 198).

XIV

PROMENADES

XIV

PROMENADES

---

179. Avant de sortir l'enfant, on l'habituera à l'air et à la lumière devant une fenêtre ouverte, *sans courants d'air.*

180. La première sortie aura lieu le *huitième jour* en été, du dixième au *quinzième jour* en hiver, *jamais avant, quel qu'en soit le prétexte.*

181. Il ne faut pas craindre de troubler le

4

sommeil des enfants en les faisant sortir, car ils ne dorment jamais mieux qu'à la promenade.

182. En hiver, la promenade s'effectuera entre midi et quatre heures. En été, l'enfant prendra l'air au dehors pendant deux heures le matin, autant entre trois et six heures, — et le soir de scpt à huit heures, mais *seulement si le temps n'est pas humide* et à partir de *cinq mois*.

183. L'air vif et même froid n'est pas à redouter, si l'enfant est *suffisamment couvert*; le soleil (dans les climats tempérés) n'a qu'une action favorable, si *la tête est garantie* de l'action directe et prolongée de ses rayons.

184. Par la gelée, la pluie ou la neige, la promenade sera abrégée ; on aura soin de ne pas tenir l'enfant complètement immobile (n° 21).

185. Pendant les deux ou trois premiers mois, on porte l'enfant couché sur un oreiller ; passé cet âge, on le porte sur le bras ; il est indispensable de le faire *tantôt d'un côté, tantôt de l'autre*, sous peine de déformer les jambes, la colonne vertébrale et la taille.

186. **Les petites voitures** soulagent beaucoup les personnes chargées de tenir les enfants ; mais elles ne doivent les utiliser que dans les circonstances suivantes :

1° Sur un terrain uni et sans accidents ;

2° Pendant la belle saison.

Donc il faut *les condamner absolument* :

1° *En hiver*, à cause des rhumes graves auxquels elles exposent.

2° *Sur les pavés ou sur un sol inégal*, quelle que soit la saison, à cause de l'ébranlement qu'elles produisent dans tous les organes de l'enfant.

187. Le vernis de la doublure intérieure des

petites voitures contient parfois *un sel de plomb*, qui peut être pernicieux à la santé de l'enfant; il est donc urgent de remplacer cette doublure *lorsqu'elle s'écaille*.

XV

CONTROLE DE LA SANTÉ DE L'ENFANT : PESÉE

XV

CONTROLE DE LA SANTÉ DE L'ENFANT : PESÉE

---

188. L'application *rigoureuse* de toutes les règles hygiéniques qui précèdent favorise le développement de l'enfant ; mais, si l'état satisfaisant de sa santé peut se reconnaître à son apparence extérieure, il faut savoir aussi que cette apparence est quelquefois trompeuse.

189. *Le meilleur moyen* de se rendre compte

si un enfant profite, c'est de *le peser*, — en laissant de côté ce *préjugé ridicule*, qui attribue à la pesée une influence fâcheuse. — C'est la pesée qui fournit les indications les plus précises sur la nécessité *de changer de régime* ou *de nourrice*.

190. La balance la plus simple et à la portée de toutes les bourses est la suivante : on enfonce *solidement* au milieu du linteau d'une porte un *fort* crochet, auquel on suspend une de ces petites balances de poche à ressort (pocket-balance), où les poids sont indiqués par des chiffres; au crochet de la balance on adapte la réunion de quatre bonnes cordelettes, qui vont s'attacher aux angles d'un panier en osier. Ce panier aura 75 centimètres de long, 40 centimètres de large et des bords hauts de 15 centimètres. On peut placer aussi ce panier sur une simple balance du commerce.

191. Faire une pesée *tous les huit jours* pendant les cinq premiers mois, puis tous les quinze jours, et enfin tous les mois.

192. La pesée se fait après la toilette du matin, *avant la tétée*. On prend d'avance le poids des vêtements ; de la pesée de l'enfant habillé on retranche le poids précédent. Le poids du panier avec ses attaches est connu une fois pour toutes. *Inscrire soigneusement* chaque fois le chiffre obtenu.

193. Un enfant, à sa naissance, pèse en moyenne 3 kilogrammes 250 grammes. Ce poids est le même au bout de huit jours. Jusqu'à cinq mois, il augmente de 150 grammes en moyenne par semaine. Du cinquième au sixième mois, il est le double de celui de la naissance. Vers cette époque, il n'augmente plus que de 100 à 80 grammes toutes les semaines, et arrive à 9 kilogrammes après le douzième mois,

194. Le tableau suivant donne des chiffres *moyens* importants à consulter :

	POIDS après chaque mois	AUGMENTATION de chaque mois.	AUGMENTATION de chaque jour.
	GRAMMES	GRAMMES.	GRAMMES.
Naissance.	3.250		
1er mois...	4.000	750	25
2e mois...	4.700	700	23
3e mois...	5.350	650	22
4e mois....	5.950	600	20
5e mois...	6.500	550	18
6e mois...	7.000	500	17
7e mois...	7.450	450	15
8e mois...	7.850	400	13
9e mois...	8.200	350	12
10e mois..	8.500	300	10
11e mois..	8.750	250	8
12e mois..	8.950	200	6

195. En résumé, à chaque pesée, on doit

constater *toujours une augmentation. Tout stationnement,* et, à plus forte raison, *toute diminution* dans le poids indique un état maladif, qui exige *l'intervention du médecin.*

XVI

SECOND VÊTEMENT

PREMIERS PAS

XVI

SECOND VÊTEMENT. — PREMIERS PAS

---

196. A côté des défectuosités de l'allaitement, il y a une autre cause fréquente de mort chez l'enfant en bas âge, c'est *le froid*.

197. Le vêtement selon la mode anglaise a ses partisans. Nous pouvons dire de celle-ci que, malgré les apparences, ce n'est point le vêtement léger qui rend les enfants bien portants ; ils le sont en dépit du vêtement léger. La perte de chaleur à laquelle ils sont soumis est un préjudice pour eux,

198. L'idée ordinaire qu'il faut endurcir le corps est, dans le premier âge, *une illusion fâcheuse*.

199. La méthode anglaise pourrait donc être adoptée seulement avec les restrictions suivantes :

1° A partir du quatrième mois ;

2° Chez un enfant tout à fait robuste ;

3° Le jour ;

4° Dans la belle saison.

200. Pour éviter d'innombrables tracasseries à l'enfant, il est plus simple et d'ailleurs plus sûr d'avoir le vêtement *le plus uniforme possible*.

201. Il n'est aucunement nécessaire de soumettre l'enfant aux caprices de la mode; c'est l'agacer inutilement que de lui faire une toilette pour le matin, une pour l'après-midi, une pour la promenade, une pour la soirée, une pour la nuit.

202. Après le deuxième mois, la longueur des vêtements doit être augmentée, mais leur nombre reste semblable à celui décrit au n° 37. Le bonnet sera supprimé à la maison, si l'on est en été.

203. Vers cinq mois, ou un peu plus tard suivant la saison, suivant la force de l'enfant, le vêtement du jour sera ainsi composé :

1° Chemise plus longue ;

2° Bas de laine montant jusqu'au-dessus des genoux, et chaussons de laine ;

3° Couche de forme triangulaire, dont la pointe sera relevée entre les jambes et fixée au niveau du ventre ;

4° Petit pantalon, large, en coton ou en laine, ajusté au moyen de boutons comme la couche ;

5° Deux brassières, et, en plus, un jupon de laine allant de la taille aux pieds ;

6° Au-dessus de tous ces effets, une robe longue.

7° Bavette (à changer chaque fois qu'elle sera traversée) ;

8° Pour la promenade, la pelisse et la coiffure dont il a été question (n° 37, 7°).

204. Jusqu'à *dix-huit mois* on prolongera l'usage du maillot *la nuit* (n° 31, 4°).

205. Après cet âge, les *sacs de nuit*, chemises à manches longues, qui se nouent au-dessous des pieds, sont tout à fait recommandables.

206. Se rappeler que tous ces vêtements ne doivent pas être *trop serrés*, et que, s'ils sont *trop chauds*, ils provoqueront des sueurs nuisibles à l'enfant.

207. Vers huit mois, on pose l'enfant à terre sur un tapis ou sur une couverture épaisse, et on lui donne des jouets *non coloriés*.

208. Lorsqu'il s'essayera à marcher, si on

lui met un petit corset de toile, pour soutenir ses vêtements et laisser plus de liberté à ses jambes, il faudra que ce corset soit *lacé par derrière* et *serré le moins possible.*

209. Il faudra aussi à l'enfant, même s'il se traîne encore à quatre pattes, une robe courte et des souliers bien assujettis.

210. On doit le laisser arriver seul *à se lever* et *à marcher*, et, lorsqu'il marchera, mettre aux cheminées et aux poèles des *garde-feu*, aux escaliers et aux fenêtres *des barrières.*

211. *Point de panier* ni de *chariot roulant, point de lisière,* pour permettre à l'enfant de s'appuyer *prématurément* sur ses jambes.

212. *Lorsqu'il saura marcher*, soutenez-le par *la robe,* ou fournissez un appui à ses mains sur la base d'un triangle formé de trois barreaux de bois, dont vous tiendrez un des angles.

213. Se bien garder de le soulever *par un seul bras* : c'est courir le risque de lui démettre une des articulations de ce bras. Il faut le prendre *sous les aisselles*.

214. Les bourrelets meurtrissent plus qu'ils ne garantissent, et rendent les enfants maladroits.

XVII

VACCINATION

XVII

VACCINATION

---

215. Pour préserver l'enfant de la variole, maladie très souvent mortelle, il faut le faire vacciner *trois à quatre mois* après sa naissance, et *même plus tôt* s'il règne *une épidémie* de variole.

216. On peut vacciner les enfants en toute saison ; éviter toutefois les grands froids et les chaleurs excessives. — L'opération est très bénigne, puisqu'elle s'accomplit parfois sans troubler le sommeil de l'enfant.

217. Il n'y a rien à changer dans les habitudes de l'enfant vacciné ; pendant la fièvre vaccinale seulement, il gardera la chambre ; durant vingt-cinq jours ses bains seront de courte durée, excepté si la peau devient rouge et douloureuse autour des piqûres.

218. C'est *rendre service* à l'enfant que de lui prendre du vaccin pour le donner à un autre ; ses boutons sèchent beaucoup plus vite.

XVIII

DENTITION

XVIII

DENTITION

---

219. La dentition est une *crise très sérieuse* pour le premier âge, lorsque l'enfant est soumis à un mauvais allaitement ou placé dans des conditions hygiéniques défectueuses.

220. L'ordre général d'apparition des dents est le suivant :

Total après chaque poussée		
2	de 7 à 8 mois :	2 incisives médianes inf^{es} ;
4	de 10 à 12 mois :	2 incisives médianes sup^{es} ; 2 incisives latérales sup^{es} ;
12	de 14 à 16 mois :	2 incisives latérales inf^{res} ; 4 prem^{res} petites molaires ;
16	de 17 à 20 mois :	4 canines ;
20	de 23 à 26 mois (et plus) :	4 secondes petites molaires.

221. La sortie des dents est tantôt plus rapide, tantôt plus lente ; mais il y a toujours entre les cinq groupes successifs *un intervalle de repos.*

222. C'est de ce repos *qu'il faut profiter*, lorsqu'il y a lieu, pour vacciner, sevrer, voyager ou modifier le régime de l'enfant d'une manière quelconque, — et *ne jamais le faire pendant que les dents sortent.*

223. Le *seul hochet* qu'il faille laisser mâchonner à l'enfant est la racine de guimauve.

224. C'est *un préjugé souverainement déraisonnable* de croire que l'on doit respecter les indispositions du travail de la dentition.

225. *Le médecin sera appelé*, si l'un des accidents suivants se confirme : *vomissements, diarrhée* (selles vertes, liquides et fréquentes), *constipation, rhume, écoulement des yeux ou des oreilles, convulsions.* En au-

cun cas, d'ailleurs, ces indispositions ne doivent être laissées sans soins.

226. *Les croûtes de lait* qui surviennent surtout pendant la dentition *ne sont pas plus salutaires* à ce moment-là qu'en tout autre temps.

227. Il faut les faire disparaître au plus vite, et pour cela, *empêcher à tout prix l'enfant de se gratter* (n° 162), les laver cinq ou six fois par jour avec une décoction de guimauve tiède, et les saupoudrer constamment avec de la farine *bien sèche*.

228. Les mouches de Milan, les cautères et les boucles d'oreille, appliqués soi-disant pour tirer l'humeur, *en font venir souvent* aux points où ils ont été placés, et sont plus nuisibles qu'efficaces.

XIX

SEVRAGE

XIX

SEVRAGE

229. Le sevrage, dans l'acception propre du mot, est la *cessation du lait pur*, pour le remplacer par d'autres aliments.

230. La règle *invariable* pour sevrer un enfant est qu'*il puisse* et qu'*il sache manger*, c'est-à-dire qu'il ait un nombre de dents suffisant et qu'il ait été amené *progressivement* à prendre des aliments autres que le lait pur (n°s 87 à 95).

231. L'époque du sevrage doit être fixée à

l'âge de *quatorze à dix-huit mois*, et plus spécialement *après la sortie des quatre dents canines*. — Les enfants élevés autrement qu'au sein doivent être sevrés plus tard que ceux élevés au sein.

232. Si l'enfant est d'une bonne constitution, on peut le sevrer en toute saison; si l'on a quelque crainte, on attendra *le printemps* ou *l'automne*. Ne pas sevrer au moment d'une épidémie sur les enfants.

233. Une fois l'époque arrivée et la résolution prise, en six à huit jours on supprime petit à petit les tétées; si l'enfant fait quelque difficulté, on le dégoûte du sein en y appliquant un peu d'aloès ou de gentiane.

234. *Les premiers jours* après le sevrage, on s'en tient aux substances alimentaires auxquelles on a eu recours en dernier lieu (nos 90 à 93). On arrive, en peu de temps, à

mettre l'enfant en mesure de *manger de tout* ce qu'on lui offre.

235. Le premier repas se fait le matin, vers sept ou huit heures, plus tôt en été ; il comprend une soupe soit *au lait*, soit au bouillon gras avec pain, fécule, semoule ou vermicelle.

Deuxième repas, à onze heures ou midi, composé de soupe, œufs, poisson ou viande (si l'enfant a ses vingt dents) *bien cuite, mais non desséchée*, légumes, friandise *légère* ou fruits *mûrs*, — et pour boisson, vin coupé de trois quarts d'eau.

Troisième repas (goûter) à trois heures ; il peut se faire à la promenade, et consiste en une tartine de confitures ou pain avec un peu de chocolat, et mieux pain sec.

Quatrième repas, à six ou sept heures, composé comme le deuxième. Ces repas auront lieu toujours *aux mêmes heures*.

236. Avec un peu de tact on verra *quelle*

quantité d'aliments il faut laisser prendre à l'enfant; avec un peu de fermeté on ne lui laissera *rien* manger entre ses repas et surtout *point de sucreries*.

237. *La qualité* des aliments doit être particulièrement soignée. Le sucre employé très modérément n'a pas d'inconvénient; le sel est indispensable.

238. Les aliments suivants *ne doivent pas figurer* dans les menus du premier âge : œufs durs, porc, charcuterie, homard, champignons, choux, haricots farineux, fruits verts, épices, bonbons, vin pur, thé, café, liqueurs.

239. Pendant la période du sevrage, *on soignera tout particulièrement* l'hygiène de l'enfant: soins de propreté, bains, et surtout la promenade.

XX

HYGIÈNE DES PERCEPTIONS

XX

HYGIÈNE DES PERCEPTIONS

---

240. Le tact ou sens du **toucher** a pour siège la peau ; c'est aux mains que la sensibilité tactile est la plus parfaite. L'intégrité de ce sens se conserve en entretenant la propreté de la peau, et en la préservant ainsi de beaucoup de maladies (voir aussi n° 162).

241. Si le tact est développé sur tout le corps dès la naissance, la faculté de prendre avec les mains ou *préhension* n'a lieu que vers trois ou quatre mois, quand le pouce devient opposable.

242. Lorsque l'enfant commence à prendre, il n'emploie pas son pouce, qui s'interpose machinalement entre les autres doigts et que l'enfant confond avec l'objet qu'il cherche à saisir. — Il convient de diriger l'enfant, *de lui faciliter la préhension des objets*, en les lui faisant saisir *à la fois* avec le pouce et les autres doigts *de la main droite et de la main gauche.*

243. L'enfant acquiert par le toucher la connaissance préalable des objets ; ainsi, à six semaines environ il palpe ses mains, à huit semaines il les regarde. Ce mode de perception est secondé par les précautions spécifiées aux n°s 240 et 242.

244. Les règles d'hygiène à suivre à l'égard de la **vue** ont été exposées aux n°s 30, 42, 50 et 167 ; il est *urgent* de ne pas s'en écarter. On prendra en outre les précautions suivantes :

1° Habituer l'enfant à regarder alternativement des objets de différentes dimensions et situés à des distances variées ;

2° Ne pas le mener brusquement de l'obscurité à la lumière vive, ni faire l'inverse.

245. Toutes les maladies qui atteignent les yeux (il en est de même pour les oreilles) doivent être *immédiatement* traitées.

246. Pour ménager la délicatesse de l'**ouïe,** outre la propreté habituelle (n° 168), on préservera l'enfant des bruits intenses et répétés, des sons aigus et pénétrants ; on aura soin de ne pas trop serrer les brides des coiffures, et d'éviter les embrassements sur les oreilles.

247. Le sens du **goût** a pour organes la bouche et toutes ses parties constitutives ; il importe de conserver ce sens intact en évitant les brûlures, l'abus des épices et toute maladie non soignée (muguet).

248. Il faut visiter souvent la bouche des enfants. *Les dents* seront l'objet d'un examen fréquent et attentif ; on les nettoiera tous les matins avec un linge fin trempé dans l'eau tiède.

249. L'**odorat,** qui n'est pas très développé dans le premier âge, peut se trouver diminué par les maladies des fosses nasales. Il convient donc de remédier à ces maladies, entre autres le *coryza,* improprement appelé rhume de cerveau.

250. C'est *par le nez* que l'air de la respiration doit pénétrer ; lorsque l'enfant respire de l'air froid par la bouche, il est exposé aux rhumes, aux maux de gorge. — L'obstruction du nez (causée par le coryza) empêche aussi l'enfant de téter.

251. Pour le débarrasser de cette obstruction, on peut le *moucher*, dès ses premières semaines, de la façon suivante : il est tenu

droit ou assis pour que les matières descendent par leur propre poids ; on ferme bien la bouche, avec douceur, et on exerce avec deux doigts sur les narines des pressions réitérées, mais de courte durée.

252. C'est une imprudence de s'ingénier à faire naître de bonne heure la **parole** chez les enfants.

Lorsque l'enfant commence à parler, on doit s'appliquer à lui faire émettre des sons *nettement articulés*, à prononcer *distinctement des mots usuels,* et *ne jamais l'autoriser à les estropier;* on lui fera connaître d'abord l'appellation des différentes parties de sa personne, le pied, la main, etc.

253. Ce sont les **sentiments d'affection** qu'il est nécessaire de développer les premiers ; ce sont les plus faciles à former, et cela de bonne heure.

254. L'indifférence des enfants pour leurs parents remonte souvent aux premiers jours de leur vie. — L'enfant a besoin d'être aimé et amusé.

255. Les enfants affectueux sont ceux qui apprennent le mieux à *obéir*, c'est-à-dire faire bien sans effort, sans contrainte.

256. *La tendresse maternelle* possède seule les trésors de patience, de douceur et de persuasion au moyen desquels on peut tout obtenir du cœur et de l'intelligence des enfants.

257. C'est *une grande faute* de faire *peur* aux enfants; cette sotte distraction est l'origine d'infirmités graves.

258. Pour calmer les *accès de colère* auxquels certains enfants sont sujets, le moyen le plus efficace est de leur lancer avec force quelques gouttes d'eau fraîche au visage.

XXI

HYGIÈNE DANS LES MALADIES

XXI

HYGIÈNE DANS LES MALADIES

259. Lorsque l'enfant est malade, il importe de redoubler de soins et de précautions : car si, chez lui, le mal est prompt à guérir, il est prompt aussi à s'aggraver.

260. *Le médecin* sera appelé sans retard; c'est à lui qu'il appartiendra de modifier les habitudes de l'enfant malade, concernant le nombre et la nature des repas, les bains, la promenade.

261. La première enquête à faire est de re

chercher si les troubles de la santé ne sont pas imputables aux *mauvaises conditions de la nourriture.*

262. Toute coloration rouge de la peau (excepté celle des premiers jours de la vie) uniforme ou par plaques, une coloration jaune persistante de la peau existant en même temps aux yeux, indiquent des maladies qui peuvent devenir graves.

263. La décoloration rapide et presque subite du visage et des lèvres, avec excavation profonde des yeux, est le signe d'une maladie sérieuse des intestins; la pâleur habituelle et un gros ventre conduisent à la même conclusion.

264. *Le cri* est souvent la manifestation de la douleur; il en est ainsi presque à coup sûr si l'enfant a été parfaitement réglé : car, habitué à ne manquer de rien, il ne se plaint que lorsqu'il souffre.

265. Une précaution qu'il est bon de prendre avant toute autre, c'est de rechercher si *la piqûre d'une épingle* du maillot n'est pas la cause des cris obstinés.

266. Les cris, accompagnés de contorsions et d'agitation des membres, cessant avec la sortie des selles ou d'un vent, sont occasionnés par *des coliques*.

267. Ce n'est que vers le troisième ou le quatrième mois que les cris sont accompagnés de *larmes*; celles-ci sont plus fréquentes dans la colère que dans les maladies.

268. La faiblesse des cris, les cris plaintifs, les cris aigus répétés de minute en minute, les cris rauques sont autant de symptômes qui, joints aux changements de la physionomie, *exigent l'appréciation du médecin*.

269. Un enfant maussade, abattu, cherchant un endroit pour se reposer et dormir, mordant

ses lèvres, remuant sa tête, agitant ses membres soulevés eux-mêmes par de petites secousses, a *la fièvre*.

270. La rougeur subite du visage et sa décoloration consécutive, alternant à de courts intervalles pendant la fièvre, sont des signes prochains de *convulsions* (n° 275).

271. L'enfant qu'effraye ou attire un objet imaginaire, qui veut le fuir ou s'en emparer, est menacé d'une *maladie du cerveau*.

272. Un jeune enfant atteint de fièvre, qui souffle du nez en poussant du ventre, a une *fluxion de poitrine*.

273. *La toux*, accompagnée de *fièvre* et de *gêne de la respiration*, peut compromettre la vie de l'enfant, si le médecin n'est pas appelé tout de suite.

274. *Toute diarrhée* un peu considérable

(n° 225) doit être aussitôt combattue par les moyens capables de la guérir: il suffit souvent de changer de nourrice ou de régler les heures de l'allaitement, en les éloignant les unes des autres.

275. Lorsqu'un enfant est *pris de convulsions*, on le déshabille promptement, puis on le frictionne sur tout le corps, on l'expose à l'air frais, on lui jette de l'eau au visage, on lui fait respirer du sel volatil anglais. *Le médecin doit toujours être averti.*

276. En cas d'accident comme en cas de maladie, la prudence commande de chercher le médecin; mais son éloignement pouvant retarder les secours qu'il apporte, il est bon d'avoir quelques médicaments sous la main. Le médecin lui-même, s'il en a un besoin urgent, sera bien aise de les trouver.

277. **La pharmacie domestique** *ne doit*

pas renfermer autre chose que les substances dont voici la nomenclature:

Ammoniaque liquide à 22 degrés, 30 grammes. — Contre les piqûres d'insectes ou celles d'animaux venimeux (éviter les yeux).

Alcool camphré, 300 grammes. — En frictions, contre les contusions.

Cataplasmes Lelièvre, 12 feuilles. — Sur le ventre, contre les coliques, dans la diarrhée. On ne doit jamais y mettre de laudanum ni de teinture d'opium sans l'avis du médecin.

Cérat, 30 grammes. — Utile pour panser les plaies, les excoriations, les vésicatoires, etc.

Eau de fleurs d'oranger, 150 grammes. — Une à deux cuillerées à café dans un peu d'eau sucrée tiède, contre les coliques des nouveau-nés.

Éther, 20 grammes. — Le médecin seul doit se servir de ce médicament.

Glycérine, 60 grammes. — Contre les gerçures des lèvres, des mains, des seins, etc.

Ipécacuanha, 5 grammes en 10 paquets. — Le médecin fixe la dose à administrer.

Liniment oléo-calcaire, 200 grammes. — Mélange de 1 partie d'eau de chaux avec 8 parties d'huile. En onctions sur les brûlures, qu'on recouvre ensuite avec de la ouate.

Perchlorure de fer, 20 grammes. — Contre les hémorrhagies (coupures profondes) ; il faut, pour l'appliquer, le couper de moitié d'eau ; — et ne pas en mettre dans les yeux.

Sel volatil anglais, 20 grammes. — Contre les évanouissements.

Teinture d'arnica, 200 grammes. — Coupée avec de l'eau, pour frictionner ou lotionner les parties contuses, les foulures.

Sinapismes Rigollot, 1 boîte.

Vésicatoires d'Albespeyres, 1 rouleau.

Amadou, — taffetas d'Angleterre, — quelques bandes, — de la charpie, des compresses, — de la ouate.

278. Toutes ces substances *doivent être*

enfermées dans une armoire *fermant à clef*. Les médicaments seront conservés dans des flacons bouchés à l'émeri, *tous revêtus d'étiquettes*.

279. Les sirops fermentant au bout de peu de temps, on s'abstiendra d'en mettre en réserve, tels le sirop de chicorée, employé à la dose de une à deux cuillerées à café contre la constipation des enfants, et le sirop d'ipécacuanha, vomitif à la dose de une, deux cuillerées à café.

280. Les espèces, pour tisanes, se conservent beaucoup mieux chez le pharmacien.

281. **Indications utiles à connaître.**

La cuillerée à café d'eau ou de lait	équivaut. .	à 5 grammes.
La cuillerée à soupe d'eau	—	à 15 —
La cuillerée à soupe de sirop	—	à 20 —
La pincée de feuilles ou de fleurs	—	de 1 à 2 —
La poignée de feuilles ou de fleurs	—	de 20 à 30 —
La poignée de graines	—	de 70 à 80 —
Le verre ordinaire	contient	de 120 à 150 —
La tasse	—	la même quantité.
Le bol	—	plus de deux tasses ou 400 grammes.

282. **Caractères de l'eau potable.** Elle doit être limpide, tempérée en hiver, fraîche en été, inodore, d'une saveur agréable ; elle doit dissoudre le savon sans grumeaux, être propre à la cuisson des légumes ; elle ne doit pas contenir de matières organiques.

APPENDICE

APPENDICE

EXTRAITS DE LA LOI TH. ROUSSEL

RELATIVE A LA PROTECTION DES ENFANTS DU PREMIER AGE, ET EN PARTICULIER DES NOURRISSONS

Extraits du la loi du 23 décembre 1874

—

ART. 1. — Tout enfant âgé de moins de deux ans, qui est placé, moyennant salaire, en nourrice, en sevrage ou en garde, hors du domicile de ses parents, devient par ce fait l'objet d'une surveillance de l'autorité publique, ayant pour but de protéger sa vie et sa santé.

Extraits du règlement d'administration publique du 27 août 1877.

—

ART. 2 et suiv. — Des Commissions locales et des médecins inspecteurs sont chargés d'assurer l'exécution de la présente loi.

ART. 7. — Si la Commission juge que la vie ou la santé d'un enfant est compromise, elle peut, après avoir mis en demeure les parents

ART. 6. — Sont soumis à la surveillance instituée par la présente loi : toute personne ayant un nourrisson, ou bien ayant un ou plusieurs enfants en sevrage ou en garde placés chez elle moyennant salaire ; les bureaux de placement et tous les intermédiaires qui s'emploient au placement des enfants en nourrice, en sevrage ou en garde.

Le refus de recevoir la visite du médecin inspecteur, du maire de la commune, ou de toutes autres personnes déléguées ou autorisées en vertu de la présente loi, est puni d'une amende de 5 à 15 fr.

Un emprisonnement de 1 à 5 jours peut être prononcé, si le refus dont il s'agit est accompagné d'injures ou de violences.

et pris l'avis du médecin inspecteur, retirer l'enfant à la nourrice, sevreuse ou gardeuse, et le placer provisoirement chez une autre personne. En cas de péril imminent, le président de la Commission prend d'urgence et provisoirement les mesures nécessaires.

ART. 8. — La Commission signale au préfet, dans un rapport annuel, les nourrices qui mériteraient une mention spéciale, à raison des bons soins qu'elles donnent aux enfants qui leur sont confiés.

ART. 13. — Si le médecin reconnaît, soit chez la nourrice, soit chez l'enfant, les symptômes d'une maladie contagieuse, il peut faire cesser l'allaitement naturel.

Art. 7. — Toute personne qui place un enfant en nourrice, en sevrage ou en garde, moyennant salaire, est tenue, sous les peines portées par l'article 346 du Code pénal (emprisonnement de 6 jours à 6 mois, et amende de 16 fr. à 300 fr.), d'en faire la déclaration à la mairie de la commune où a été faite la déclaration de naissance de l'enfant, ou à la mairie de la résidence actuelle du déclarant, en indiquant, dans ce cas, le lieu de la naissance de l'enfant; elle est tenue aussi de remettre à la nourrice ou à la gardeuse un bulletin contenant un extrait de l'acte de naissance de l'enfant qui lui est confié.

Dans ce cas, ainsi que lorsqu'il constate une grossesse, il informe le maire, qui doit aviser les parents, sans préjudice, s'il y a lieu, des mesures autorisées par l'art. 7.

Art. 25. — Il est interdit à toute nour

Art. 8. — Toute personne qui veut se procurer un nourrisson, ou bien un ou plusieurs enfants en sevrage ou en garde, est tenue de se munir préalablement des certificats exigés par les règlements pour indiquer son état civil et justifier de son aptitude à nourrir ou à

rice d'allaiter un autre enfant que son nourrisson, à moins d'une autorisation spéciale et écrite donnée par le médecin inspecteur ou, à son défaut, par un autre médecin.

Art. 26. — Nulle sevreuse ou gardeuse ne peut se charger de plus de deux enfants à la fois, à moins d'une autorisation spéciale et écrite donnée par la commission locale, et, à son défaut, par le maire.

Art. 27. — Toute femme qui veut prendre chez elle un enfant en nourrice doit préalablement obtenir un certificat du maire de sa commune et un certificat médical. Elle doit, en outre, se munir d'un carnet spécial.

Art. 30. — Le carnet est délivré gratuite-

recevoir des enfants en sevrage ou en garde.

Toute personne qui veut se placer comme nourrice sur lieu, est tenue de se munir d'un certificat du maire de sa résidence, indiquant si son dernier enfant est vivant et constatant qu'il est âgé de sept mois révolus, ou, s'il n'a pas atteint cet âge, qu'il est allaité par une autre femme dans de bonnes conditions.

ment, à Paris, par le préfet de police ; à Lyon, par le préfet du Rhône; dans les autres communes, par le maire.

La nourrice doit se pourvoir d'un carnet nouveau chaque fois qu'elle prend un nouveau nourrisson.

ART. 36. — Les nourrices qui veulent être placées sur lieu sont obligées aussi d'être munies des pièces mentionnées à l'art. 27.

ART. 31. — Les sevreuses et les gardeuses doivent se pourvoir des mêmes pièces que celles spécifiées à l'art. 27, moins la condition d'aptitude à l'allaitement au sein.

ART. 32. — Si l'enfant n'a pas été vacciné, la nourrice doit le faire vacciner dans les trois mois, du jour où il lui a été confié.

Art. 9. — Toute personne qui a reçu chez elle, moyennant salaire, un nourrisson ou un enfant en sevrage ou en garde, est tenue, sous les peines portées à l'article 346 (voir plus haut) du Code pénal :

1° D'en faire la déclaration à la mairie de la commune de son domicile dans les trois jours de l'arrivée de l'enfant et de remettre le bulletin mentionné en l'art. 7.

2° De faire, en cas de changement de résidence, la même déclaration à la mairie de sa nouvelle résidence ;

3° De déclarer, dans le même délai, le retrait de l'enfant par ses parents ou la remise de cet enfant à une autre personne, pour quelque cause que cette remise ait lieu ;

4° En cas de décès

Art. 33. — La nourrice, sevreuse ou gardeuse ne peut, sous aucun prétexte, se décharger, même temporairement, du soin d'élever l'enfant qui lui a été confié, en le remettant à une autre nourrice, sevreuse ou gardeuse, à moins d'une autorisation écrite des parents ou du maire, après avis du médecin inspecteur.

Art. 34. — La nourrice, sevreuse ou gardeuse qui veut rendre l'enfant confié à ses soins avant qu'il lui ait été réclamé, doit en prévenir le maire.

de l'enfant, de déclarer ce décès dans les vingt-quatre heures.

Art. 11. — Nul ne peut ouvrir ou diriger un bureau de nourrices, ni exercer la profession d'intermédiaire (pas même les sages-femmes) pour le placement en nourrice, en sevrage ou en garde, et le louage des nourrices, sans en avoir obtenu l'autorisation préalable du préfet de police, dans le département de la Seine, ou du préfet dans les autres départements.

Si, par suite de la contravention ou par suite d'une négligence de la part d'une nourrice ou d'une gardeuse, il est résulté un dommage pour la santé d'un ou de plusieurs enfants, l'emprisonnement de 1 à 5 jours peut être prononcé.

En cas de décès d'un enfant, l'application des peines portées à l'article 319 du Code pénal (emprisonnement de 3 mois à 2 ans, et amende de 50 fr. à 600 fr.) peut être prononcée.

Art. 14. — Les mois de nourrice dus par les parents ou par toute autre personne font partie des créances privilégiées et prennent rang entre les nos 3 et 4 de l'article 2101 du Code civil.

MODÈLE DE BIBERON

PROPOSÉ PAR L'AUTEUR (1)

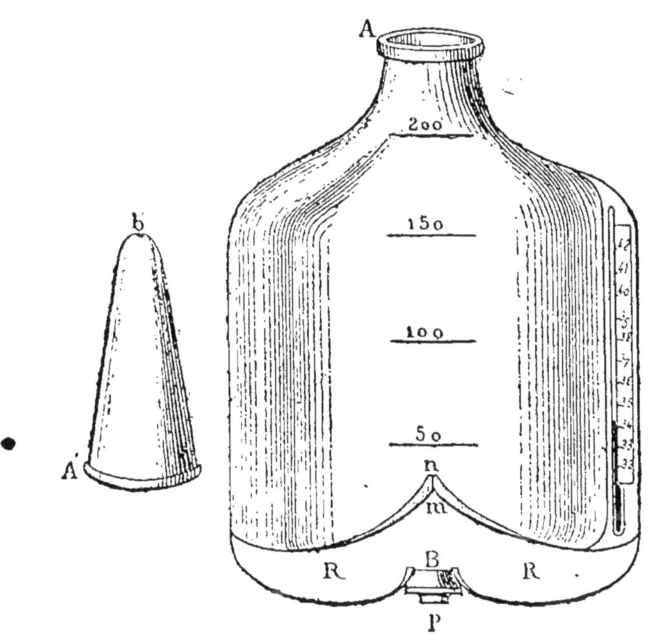

(1) Je tiens à prévenir mes lecteurs que ce biberon n'a jamais été fabriqué dans le commerce. Chaque amateur est libre de le faire construire chez tel fabricant qui lui conviendra. Cet avertissement était nécessaire, pour que l'on soit bien convaincu que je ne fais absolument aucune réclame.

Bien qu'il ne faille pas encourager l'allaitement au biberon, ce mode d'alimentation s'impose tellement dans certaines circonstances, qu'il ne reste plus qu'à en assurer l'exécution dans les conditions d'hygiène les plus parfaites.

Nous proposons pour cela le biberon dont la figure est exécutée ici, réduite de moitié. Il est en verre et de forme aplatie ; sa contenance est de 200 grammes ; chaque quart de subdivision de sa capacité est gravé sur l'une des faces, et mieux sur les deux faces.

Sur l'un des côtés se trouve un petit thermomètre, comprenant les degrés de 32 à 42. A la partie inférieure existe un réservoir R, qui ne communique avec le flacon que par un orifice capillaire *m n*, si bien que le lait ne peut s'introduire dans ce réservoir. Ce dernier est pourvu d'une ouverture B, qui est fermée par un bouchon de liège ou de gutta-percha, muni d'une petite palette *p*, qui permettra de le saisir facilement.

Lorsque le biberon garni de lait est placé dans le bain-marie à 38 degrés, l'air contenu dans la capacité R se dilate et empêche le lait d'y pénétrer. Quand on donne à téter à l'enfant, on incline le biberon; l'air entre alors dans le réservoir R, et, par la pression qu'il exerce sur le liquide, il aide à la succion. Si l'on s'aperçoit que cette succion est pénible, on débouche l'orifice B.

En somme, le réservoir R sert à régler les efforts de succion; l'ouverture B peut permettre aussi le nettoyage de ce réservoir.

Sur le goulot A on adapte le bout de biberon A'; il est en caoutchouc pur et porte à sa partie supérieure un petit trou *b*, de la dimension duquel dépend la vitesse de la succion, mais en partie seulement : car le réservoir à air a la principale part d'action, comme on vient de le voir, et sans lui la succion serait défectueuse (c'est ce qui arrive quand on donne à téter avec un flacon quelconque, sur lequel on fixe le bout de biberon A').

Il va sans dire que tout autre bout de biberon peut se placer sur le goulot A.

Nous passons sous silence certains détails de construction, parmi lesquels le plus important à observer serait d'arrondir les angles intérieurs, afin de faciliter le nettoyage.

TABLE DES MATIÈRES

1153. — Tours, imp. Rouillé-Ladevèze, rue Chaude, 6.

www.ingramcontent.com/pod-product-compliance
Ingram Content Group UK Ltd.
Pitfield, Milton Keynes, MK11 3LW, UK
UKHW020125200726
13856UKWH00002B/742